REPONSE

DE M. DE St YVES

à une Lettre Critique de son Traité des Maladies des Yeux, inserée dans le Supplément du Mercure du mois de May 1722, sous le nom de M. Mauchard, & pour servir d'Addition à son Traité des Maladies des Yeux.

L'Auteur de la Lettre Critique mise dans le Mercure du mois de May 1722, page 105, au sujet du nouveau Traité des Maladies des Yeux, que j'ay donné au public, a été en premier lieu disciple de M. Heister, Professeur en Anatomie à Helmstadt, & ensuite Eleve de M. de Woolhouse, lequel en voulant

critiquer mon Livre, prétend établir
une espece de Cataracte par l'alteration de l'humeur aqueuse ; mais j'ay
assez demontré en parlant des differentes natures des cataractes, l'erreur
& la fausseté de cette opinion.

La chose la plus surprenante, est
qu'il commence sa critique en avan-
çant une fausseté qui saute aux yeux
de tout le monde : sçavoir, que j'avoüé
dans ma Preface que j'aurois été plus
heureux dans mes écrits & dans mes
recherches, si je n'avois pas commencé à m'y appliquer si tard & dans une
âge si avancé. Que pensera le lecteur
d'un Critique devenu interpolateur
dans l'année de l'impression d'un Livre & du vivant de son Autheur : sinon
qu'il n'a avancé cette fausseté, que
pour me faire paroître aussi vieux
que son dernier Maître, ne sçachant
pas que j'ai commencé l'exercice de
la chirurgie à l'âge de dix-sept ans,
& qu'à vingt-deux ans je me suis ap-
pliqué à la connoissance des maladies des yeux & à leur guerison ; &
qu'il y a à present trente ans que j'e-
xerce cette profession à Paris ? Il pour-
ra connoître par cette verité, si j'ay
commencé, comme il le marque, dans
un âge trop avancé. Je passe sous si-

lence plusieurs faux rapports qui se trouvent dans sa Lettre, & dont on peut juger par ce que je viens de dire, & en les confrontant avec mon Livre même.

Ce Livre fait assez connoître la mauvaise intention de l'Auteur de la Critique; parce qu'il fait voir assez clairement la fausseté de son opinion prise de la lecture de beaucoup d'anciens Auteurs, & la verité de la mienne fondée sur l'anatomie, & sur le grand nombre de mes experiences. C'est pourquoy je ne me suis point servi de citations d'Auteurs dans mon Livre; parce que, ce que j'ay dit, part de source, étant uniquement mes experiences depuis bien des années que j'ay redigé & mis dans mon Livre, afin d'ôter une science si utile & si necessaire au public, d'entre les mains des charlatans qui s'en sont de tout temps emparés.

Je ne prétends point en disant cecy y comprendre plusieurs qui de nos jours ont excellé dans cette science, & dont le merite & l'habileté ont été reconnus & estimés avec justice de tout le monde.

Avant que de venir aux preuves qu'il n'y peut avoir de Cataractes par

l'alteration feule de l'humeur aqueufe , il faut répondre à deux articles ,
le premier que l'Auteur de la Lettre
dit que j'ay pris dans M. Briffeau qu'il
n'y a point de chambre poftericure à
l'œil pour contenir l'humeur aqueu-
fé ; mais il fe trompe ; car j'avoue
franchement que je n'y ay fait atten-
tion que l'hyver de l'année 1721.
Alors plufieurs Sçavans de l'Academie Royale des Sciences , après avoir
fait geler des yeux en tout fens , ont
reconnu qu'il n'y avoit prefque point,
ou tres-peu d'humeur aqueufe dans
la chambre poftericure de l'œil , comme on le verra dans leurs Memoires.

Le fecond article eft que l'Auteur
de la Lettre prend pour un mauvais
pas où l'Operateur s'engage , lors que
la pointe de l'éguille fe trouve piquée
dans le corps de la cataracte , & qu'a-
près l'avoir detachée pour lui faire
quitter l'éguille , l'on frappe d'un
doigt fur la temple , afin que l'ébran-
lement de l'éguille faffe quitter le
corps dans lequel elle eft piquée, pour
pouvoir la placer dans le lieu où l'on
doit , avant de retirer l'éguille de l'œil.

On voit bien qu'il a peu fouvent
exercé cette operation ; car s'il avoit
abbatu depuis trente années foixante

ou quatre - vingt cataractes par an ,
comme il m'en a paſſé par les mains ,
il auroit ſans doute remarqué que de
cent il y en a toûjours une ou deux
où le cas arrive , ſi l'Operateur les
prend dans leur maturité ; ainſi de
frapper avec le doigt ſur la temple ,
comme je l'ay marqué, c'eſt un moyen
qui loin d'être dangereux, eſt unique;
car ſi en pareil cas, on retiroit l'éguille
de l'œil, ce corps ne la quitteroit qu'en
la ſortant , & faute d'avoir été placée
en bas , il nageroit dans l'humeur a-
queuſe , & par conſequent il pourroit
ſe ratacher , ce qui rendroit l'operation infructueuſe.

A l'égard de ce que j'ay dit , que
l'Operateur doit prendre garde aux
differents mouvements de l'œil des
Malades pendant l'operation , je l'ay
fait , non pas pour être tombé dans
cet accident , mais pour en avertir
ceux qui ne ſont pas verſés dans cette
operation, & qui faute d'être attentifs
aux mouvements de l'œil pouroient
bleſſer l'iris & perdre l'œil du Malade,
comme il eſt arrivé icy à Paris à de
pauvres gens, que l'on ſacrifie impru-
demment & impunément aux pre-
miers eſſais des aprentifs de quelque
mois ; c'eſt ce que je ſuis prêt à prou-

ver, quand les superieurs attentifs au bien public me l'ordonneront.

Quand l'Auteur de la Lettre dit que j'ay substitué à la place de la cataracte membraneuse l'empiéme ou supuration interieure de l'œil, il se trompe; car j'ay fait remarquer dans mon Traité, que quand cette suppuration de l'œil occupe toute la choroïde, jusqu'au nerf optique, alors l'œil s'atrophie & forme une espece de cataracte incurable accompagnée du retressissement de la prunelle, comme on le peut voir à la page 329. de mon Livre.

Que si cette supuration n'attaque que la partie anterieure de la choroïde, nommée iris, non-seulement l'œil ne s'atrophie point, mais il demeure dans sa grosseur naturelle, & la matiere de l'engorgement & de l'obstruction des veines & des arteres de l'iris, se tourne en pus, qui suinte & s'épanche entre le cristalin & l'iris, & forme une cataracte membraneuse, telle que je l'ay décrite.

L'auteur de la Lettre se trompe encore, en disant que dans l'inflammation de la choroïde il y a une operation que j'ignore, puisque j'ay marqué cette operation dans le Chapitre

general de la guerison de l'ophthalmie
page 195. où j'ay donné trois differentes manieres de faire cette operation.

A l'égard des raisons qu'il n'y a
point de cataracte par l'alteration
seule de l'humeur aqueuse, il seroit
inutile de répondre à cette Critique,
ayant mis dans mon Traité des preuves assez convainquantes qu'il ne se
forme aucune cataracte par l'alteration de la seule humeur aqueuse ; si
l'Auteur de la Lettre n'avoit pas a-
porté pour preuve, qu'il se forme dans
l'œil une cataracte de cette nature,
que l'on n'a point répondu aux differentes pieces de M. de Woolhouse
contre Mrs Brisseau, & Anthoine, &
aux experiences qu'il avance comme
des preuves authentiques de son opinion, disant que ses differentes pie-
ce , ont été imprimées en plusieurs
langues, ce qu'il fait qu'il s'est flaté
d'avoir entraîné tous les Sçavants de
l'Europe dans son party ; pour faire
connoitre au Lecteur si le sentiment
de M. de Woolhouse a été capable
d'entraîner tous les Sçavants dans son
party, il n'a qu'à examiner que cette
Critique est fondée sur deux princi-
pes faux que son Auteur veut établir ;

A iiij

íçavoir , qu'il n'y a que deux cataractes gueriſſables par l'operation ,
l'une qu'il appelle glaucome , & l'autre membraneuſe. Cette derniere ,
ſelon luy , ſe forme par la ſeule alteration de l'humeur aqueuſe , autant
que je le peux découvrir par ſes écrits
qui ſont tres-équivoques.

Par rapport au glaucome , il faut
remarquer premierement , que les anciens Auteurs ont pris pour la même
maladie glaucome & cataracte , comme on peut voir dans Hippocrate
même.

Secondement, que dans la ſuite des
temps on a reconnu le glaucome bien
different de la vraye cataracte , d'autant que le glaucome eſt incurable
par l'operation ; & ſi on l'a faite , ce
n'a été que pour ôter la difformité ,
ſans rendre la vûë.

Pluſieurs Modernes ont été du ſen-
timent que le glaucome étoit une alteration de l'humeur vitrée ; mais j'ay
toûjours remarqué , que l'operation
dans ce cas , rend la tranſparence à
l'œil ſans donner la vûe , & ſans qu'a-
près l'operation il paroiſſe aucune
marque d'opacité dans l'humeur vitrée.

C'eſt pourquoy j'ay étably cette

maladie telle que je l'ay reconnue par mes experiences, ayant donné le nom de glaucome à une cataracte cristalline accompagnée & même precedée de goutte sereine, comme l'on peut voir page 264. de mon Traité.

Il faut donc conclure que l'Auteur de la Lettre se trompe, en disant que l'on rend la vûe par l'operation que l'on y peut faire, & qu'il confond la cataracte & le glaucome, comme ont fait les anciens.

Examinons à present sa cataracte membraneuse, laquelle selon lui est un corps ou membrane qui se forme par l'alteration de la seule humeur aqueuse qu'il prétend être gueriffable par l'operation, & dans ce cas rendre la vûe après ladite operation.

Je réponds à cela, que s'il étoit possible qu'il se formât dans l'œil une cataracte de cette nature, elle se formeroit plutôt dans la chambre anterieure de l'œil, que dans la posterieure, où il n'y a point ou tres-peu d'humeur aqueuse.

Or, on ne remarque jamais de cataracte naître dans la chambre anterieure de l'œil ; il faut necessairement tirer la consequence, qu'il ne se forme jamais de cataracte par l'alteration seule de l'humeur aqueuse.

De plus, s'il étoit vray, qu'il se formât une cataracte par l'alteration de l'humeur aqueuse, on ne pourroit l'abbattre sans détruire le cristallin, dont la forme lenticulaire s'abouche au trou de la prunelle ; c'est ce que non - seulement plusieurs Modernes ont observé, mais aussi l'illustre Aba-quapendente , également habile en anatomie & en chirurgie, qui a fait lui-même plusieurs fois, il y a plus de cent ans , l'operation de la cataracte ; lequel avoue la même chose dans son excellent traité des operations chirurgicales.

Quant aux preuves que l'Auteur de la Lettre Critique prétend tirer du silence de Mrs Brisseau & Anthoine , il doit sçavoir que son premier Maître M. Heister y a répondu assez prolixement ; & quand M. de Wool-house prétend faire croire au public que M. Heister s'est dedit, c'est une autre fausseté ; car nonobstant qu'il a dit qu'il admettoit des cataractes mem-braneuses , il ajoûte qu'elles sont tres-rares , & il ne convient pas qu'elles se forment par l'alteration de l'humeur aqueuse.

Au reste , l'apologie de M. Heister ,

& son traité suivant intitulé *Vindiciæ*, montre assez qu'il a répondu à toute la critique de M. de Woolhouse. J'y renvoye le lecteur, principalement au traité *Vindiciæ*, qui est assez rare à Paris, puisque l'Auteur de la Lettre a osé le citer, pour prouver la retractation de l'adversaire le plus obstiné. C'est ainsi que l'on instruit ce nouveau disciple à nommer son ancien Maître ; on y verra que M. Heister prouve par ses differents traitez imprimez, & fait vivement sentir à M. de Woolhouse que son opinion est bien differente de celle de Mrs Brisseau & Anthoine, disant que si M. de Woolhouse n'avoit pas compris cela, il auroit du moins dû manifestement le comprendre par sa seconde Lettre de l'année 1715, imprimée dans son apologie de 1717, & principalement de ces mots page 87. que la maladie que les anciens prenoient vulguairement pour cataracte, consiste le plus souvent *plerumque*, dans le cristallin, & beaucoup plus frequemment que dans une membrane.

Quoyque M. Heister fasse connoître par ce passage qu'il y a des cataractes membraneuses, ce n'est pas à dire qu'il ait chanté la palinodie, comme le pré-

tend M. de Woolhouse; il faudroit
pour cet effet qu'il eût reconnu le
glaucome guerissable par l'operation,
comme le prétend M. de Woolhouse. Or tous les écrits de M. Heister,
contre M. de Woolhouse, ne tendent
qu'à lui faire entendre que la cataracte guerissable par l'operation, n'est
pas un glaucome, mais seulement une
cataracte par l'opacité du cristallin,
qui arrive beaucoup plus frequemment que la cataracte membraneuse,
sans s'expliquer de la nature de cette
cataracte membraneuse, que M. de
Woolhouse prétend se former par l'alteration de l'humeur aqueuse. Or,
ayant reconnu par mes experiences
que cette cataracte étoit produite par
une congestion de pus assemblé &
épaissi en forme de membrane entre
l'iris & le cristallin, telle que je l'ay
décrite dans mon Livre: il est vray
que je suis le premier qui aye décou-
vert les causes de la cataracte membraneuse & du glaucome, telle que
je les ay décrits; & par ce moyen je
prétends lever les difficultez & les
contestations qui se sont rencontrées
sur cette matiere, comme je l'ay marqué dans ma Préface, tant par rapport
à la confusion des anciens, qu'à la

difpute qui s'eft élevée entre les Modernes depuis plus de quinze ans ;
puifque j'ay fait connoître par mon
Livre les vrayes cataraétes dans lef-
quelles l'operation réuffit, de même
que les fauffes où l'operation ne réuffit pas, auffi-bien que celles qui font
douteufes, c'eft-à-dire celles où l'o-
peration aporte quelquefois la gue-
rifon, mais non pas toûjours. Il faut
donc que M. de Woolhoufe rende
raifon & faffe connoître à tous les Sçavants de l'Europe en quoy confifte
l'alteration de la feule humeur aqueufe capable de former une membrane
entre l'iris & le criftallin ; puifqu'il
ne veut pas admettre fa formation par
le pus, ou autre matiere fufceptible
de coagulation épanchée dans cet en-
droit. Cependant depuis le temps
qu'il pratique l'operation de la cataraéte, il doit avoir remarqué, que
quand on abat une cataraéte purulente, le pus s'épanche derriere l'iris, &
trois femaines ou environ après la matiere purulente fe trouve épaiffie en
membrane. Cette efpece de membrane a beaucoup de reffemblance avec
la cataraéte membraneufe, que j'ay
décrite dans mon Livre, en traitant
des fauffes cataraétes.

Il faut encore ajoûter icy , que M. Anthoine a répondu à la Critique que M. de Woolhouse avoit fait de son Livre; mais sa réponse n'a pas été imprimée , parce que feu M. Mery premier Chirurgien de l'Hôtel-Dieu de Paris , & membre de l'Academie Royale des Sciences, à qui M. Anthoine l'avoit envoyée pour la faire imprimer, ne l'a pas jugé à propos, par raport aux termes trop durs contre M. de Woolhouse , qu'il jugeoit devoir n'être pas mis dans la Réponse d'une Critique : il est aisé de trouver cette réponse dans ses papiers.

Pour moy mes observations & experiences m'ont tellement convaincu de la fausseté de la prétendue cataracte membraneuse , par l'alteration de l'humeur aqueuse , que je suis tout prêt d'en faire les funerailles , comme Mrs Drelincourt & Nuch , celebres Professeurs dans l'Université de Leyde, ont fait à l'occasion de la Glande pineale.

Examinons enfin les experiences de M. de Woolhouse , raportées dans la Lettre Critique ; de toutes ses experiences , je prends celle qui paroît la plus forte , sçavoir celle de l'Hôpital de M de Montespan , dont voicy la

Relation que l'Auteur de la Lettre Critique en fait page 110.

M. de Woolhouſe produiſit un fait & experience tres-authentique & bien circonſtanciée, qui ſe trouve à la page 27. de ſes Diſſertations Critiques touchant une cataracte membraneuſe qu'il avoit exprimée au nommé Gabriel Cocq , à l'Hôpital de Mᵉ de Monteſpan, près S. Germain en Laye. Le Malade mourut quelques années après à la Charité dudit lieu. La cataracte étant remontée en partie, M. de Woolhouſe cerna cet œil du cadavre en preſence de M. Conneſtable (Medecin ordinaire du feu Roy Jacques d'Angleterre) & il l'ouvrit en preſence de Mrs les Chevaliers Waldgrane (premier Medecin) Conneſtable,& Wood Medecin en ſecond, & on y trouva une petite membrane coriace , placée entre l'iris & le ligament ciliaire ; l'humeur criſtalline étant bien ſaine & tranſparente , excepté une terniſſure au milieu, cauſée par le frottement du corps étranger.

Je répondray à ce fait par le recit d'un autre tres - ſemblable , que M. Morand le fils , Chirurgien Major de l'Hôtel Royal des Invalides, & membre de l'Academie Royale des Sciences, m'a communiqué en m'écrivant ainsi le 31 du mois de Mars 1721. Je fis l'operation aux deux yeux du nommé Jean-François Fraizard, Soldat & Invalide ; le succès fut tel, que cet homme distinguoit fort bien les objets qui se presentoient à lui, & qu'étant sorti de l'infirmerie il se conduisoit sans peine & sans secours de personne.

Ce même Soldat étant mort d'hydropisie le 30. Mars de la presente année 1722; j'ay voulu profiter d'une occasion si favorable pour examiner ce que j'avois abbatu avec mon éguille, & je détachay les deux yeux des fosses orbitaires.

Cela se trouva justement dans un temps de vacances pour l'Academie, de façon que l'examen de ces deux yeux ne pouvoit être differé, sans risque de les perdre, ou au moins de les alterer ; c'est pourquoy je priay Mrs Winslowe & Petit, tous deux Academiciens, d'honorer de leur presence l'ouverture que j'en devois faire le 3e jour d'Avril; & ces deux celebres Anatomistes furent témoins des faits suivants que l'ouverture de ces yeux nous donna lieu de remarquer : Sçavoir,

1°. Que les deux criſtallins avoient été détachez du chaton de l'humeur vitrée, qu'ils étoient tous deux opaques, durs, diminuez de volume, & aſſez parfaitement ſemblables à deux petites lentilles jaunâtres, mais differemment placés dans le fond de l'œil, l'un deſſous l'humeur vitrée, entre la membrane vitrée & la retine; l'autre cantonnée de côté dans l'hemiſphere poſterieure, & au bas de l'humeur vitrée, dans laquelle à la moindre compreſſion faite au globe de l'œil du côté du nerf optique, ce criſtallin repaſſoit aiſément du fond au-devant de cette même humeur, au milieu de laquelle il ſembloit nager.

2°. Que dans les deux yeux la retine avoit acquis une conſiſtance plus ſolide que dans l'état naturel, changement qui n'avoit peut-être rien de commun avec l'abbatement du criſtalin, & qu'on pouroit conjecturer être une maladie particuliere.

3°. Que la membrane qui couvre le chaton de l'humeur vitrée, ne faiſoit point d'enfoncement comme à l'ordinaire; de ſorte que le chaton étoit effacé, & avoit repris une forme lenticulaire comme le criſtalin; de plus, que cette même membrane étoit

parſemée de pluſieurs points blanchâ-
tres que nous regardâmes unanime-
ment comme la cicatrice de quelques
legeres entamures que l'éguille pouvoit avoir fait dans l'operation ; cette
derniere circonſtance s'étant trouvée
dans ces deux yeux.

Ce ſont là , Monſieur , les obſerva-
tions que vous m'avez demandées ;
j'ay l'honneur de vous les communi-
quer avec bien du plaiſir , & d'être
avec un parfait attachement , Monſieur , votre tres-humble & obéiſſant
ſerviteur. Signé , Morand le fils.

En confrontant l'experience de M.
de Woolhouſe avec celle de M. Morand, il eſt facile de remarquer que le
criſtallin avoit été abbatu dans la cataracte de M. de Woolhouſe , comme
dans celle de M. Morand ; cela eſt tres-
manifeſte par la cicatrice de la membrane du chaton de l'humeur vitrée ,
que M. Morand avoit obſervé , & qui
ſe raporte à la terniſſure de M. de
Woolhouſe.

Pour faire connoître évidemment
que la terniſſure de M. de Woolhouſe
n'eſt autre choſe qu'une cicatrice ſemblable à celle de M. Morand , on n'a
qu'à examiner les paroles mêmes de
la Relation. On y trouva , dit-on, une

petite membrane coriace, placée entre l'iris & le ligament ciliaire, l'humeur criſtalline étant bien ſaine &
tranſparente, excepté une terniſſure
au milieu, cauſée par le frottement du
corps étranger. M. de Woolhouſe ne
donne aucune marque d'avoir examiné le chaton de l'humeur vitrée de
cet œil; & l'experience de M. Morand
confirme celles de beaucoup d'autres;
ſçavoir, que le chaton de l'humeur
vitrée reprend la ſorme du criſtallin
après l'abbatement de la cataracte.
Delà il s'enſuit que M. de Woolhouſe
a pris pour un criſtallin ſain & tranſ-
parent, ce qui n'en avoit que l'appa-
rence. De plus, M. de Woolhouſe dit
que la terniſſure étoit au milieu de ce
criſtallin, qu'elle étoit cauſée par le
frottement du corps étranger; après
avoir marqué que ce corps étranger,
qu'il vient d'appeller une petite membrane coriace, n'étoit pas au milieu,
mais entre l'iris & le ligament ciliaire.
Delà il s'enſuit encore aſſez naturel-
lement que la terniſſure du milieu ne
dépendoit pas du corps étranger qui
en étoit éloignée; mais qu'elle étoit
cauſée par l'operation même, & que
la membrane coriace étoit le criſtallin
deſſeché & diminué de volume, com-

me il eſt marqué dans l'obſervation de M. Morand. Au reſte, il n'eſt pas étonnant que dans l'ouverture des yeux operès, on ait quelquefois trouvé une eſpece de lambeau membraneux, ſans forme de criſtallin ; mais cela n'eſt arrivé qu'à ceux à qui on a haché & briſé la cataracte avant ſa maturité, comme je dirai à la fin de ma réplique.

A l'égard de l'hiſtoire que l'Auteur de la Critique rapporte de M. Pinſon, touchant la diſſection des yeux d'une fille aveugle ; il marque que dans l'un le criſtallin étoit molaſſe , & qu'en l'abbatant il s'en alloit en morceaux, & que l'Operateur ne s'y attendoit pas.

Dans l'autre il dit qu'il avoit trouvé une membrane qui étoit d'une dureté ſi conſiderable , & qui étoit ſi adherante aux ligaments ciliaires, que l'on auroit plutôt rompu & dechiré l'iris que de la detacher. Il n'y a autre choſe à dire ſur le premier œil, que ce que j'ay dit dans mon Livre ; quant au ſecond, il paroît parfaitement conforme à ce que j'ay dit de la cataracte membraneuſe dans mon traité ; ſçavoir , qu'elle n'eſt pas gueriſſable par l'operation , & que c'eſt une fauſſe cataracte ; on n'a qu'à voir la deſcription que j'en ai donnée.

Je finirai ma réponse à la Lettre Chritique, par une remarque sur la maniere dont l'Auteur dit que Celse faisoit l'operation de la cataracte, qui est de la hacher & briser. L'Auteur de la Lettre a tronqué le passage de Celse, qui dit qu'il faut abbatre la cataracte « toute entiere ; & que si elle remonte « après l'avoir abbatue, il faut la briser « en plusieurs parcelles avec l'éguille; « parce que, dit-il, ses parcelles ainsi « divisées, s'enveloppent plus facile- « ment, & offusquent moins la vûe. «

L'Auteur de la Lettre n'a pas marqué que Celse ne recommande cette derniere maniere d'operer, que quand la cataracte abbatue à l'ordinaire, ne se tient pas dans la place où l'Operateur l'avoit mise. Il faut remarquer que Celse n'a pas determiné la nature de la cataracte où l'on est obligé de hacher & de briser, parce qu'alors cette science étoit peu connue ; mais les Operateurs modernes ont observé que l'on ne devoit faire ce hachement & brisement, que dans le cas où la cataracte se trouve molle, & quand l'Operateur s'est trompé dans sa maturité ; lorsque ce cas arrive, on a beau chercher le cristallin après la mort dans l'œil operé ; on ne l'y trouve plus, à cause qu'il a été divisé, & on trouve que l'humeur vitrée a pris une forme lenticulaire vis-à-vis le trou de la prunelle, que l'on prend aisément pour le cristallin, comme il est arrivé en plusieurs experiences alleguées dans la Lettre Critique, faute d'a-voir bien examiné l'humeur vitrée dans ces sortes d'experiences.

APPROBATION.

VEu par ordre de Monseigneur le Garde des Sceaux. A Paris ce 16. Janvier 1723.

Signé, BURETTE.

PRIVILEGE DU ROY.

LOUIS par la grace de Dieu, Roy de France & de Navarre : A nos amez & feaux Conseillers, les Gens tenans nos Cours de Parlement, Maistres des Requestes ordi-naires de notre Hostel, Grand Conseil, Prevost de Paris, Baillifs, Seneschaux, leurs Lieute-nents Civils, & autres nos Justiciers qu'il ap-partiendra, SALUT. Notre bien amé le Sieur de Saint Yves, Nous ayant fait supplier de lui accorder nos Lettres de Permission pour l'im-pression *de sa Réponse à une Lettre Critique sur*

son Traité des Maladies des Yeux: Nous lui avons
permis & permettons par ces Présentes de faire
imprimer ledit Livre en telle forme, marge,
caractere & autant de fois que bon lui sem-
blera; & de le faire vendre & debiter par tout
notre Royaume pendant le temps de trois années consécutives, à compter du jour de la
datte desdites Présentes. Faisons défenses à
tous Libraires, Imprimeurs & autres person-
nes, de quelque qualité & condition qu'elles
soient, d'en introduire d'impression étrangere
dans aucun lieu de notre obéissance; à la char-
ge que ces Présentes seront enregistrées tout
au long sur le Registre de la Communauté des
Libraires & Imprimeurs de Paris, & dans trois
mois de la date d'icelles. Que l'impression de
ce Livre sera faite dans notre Royaume & non
ailleurs, en bon papier & beaux caracteres,
conformément aux Réglemens de la Librairie.
Et qu'avant que de l'exposer en vente, le ma-
nuscrit ou imprimé qui aura servi de copie à
l'impression dudit Livre, sera remis dans le
même état où l'approbation y aura été donnée,
ès mains de notre tres-cher & feal Chevalier
Garde des Sceaux de France, le Sieur Fleuriau
d'Armenonville; & qu'il en sera ensuite remis
deux Exemplaires dans notre Bibliotheque
Publique, un dans celle de notre Château du
Louvre, & un dans celle de notredit tres-cher
& feal Chevalier Garde des Sceaux de France,
le Sieur Fleuriau d'Armenonville, le tout à
peine de nullité des Présentes. Du contenu
desquelles vous mandons & enjoignons de faire
jouir ledit Sieur Exposant, ou ses ayans cause,
pleinement & paisiblement, sans souffrir qu'il
leur soit fait aucun trouble ou empêchement.
Voulons qu'à la Copie desdites Présentes, qui

sera imprimée tout au long, au commence-
ment ou à la fin dudit Livre, foy soit ajoutée
comme à l'original. Commandons au premier
notre Huissier ou Sergent de faire pour l'exe-
cution d'icelles tous actes requis & necessai-
res, sans demander autre permission, & nonobstant clameur de Haro, Charte normande &
Lettres à ce contraires; car tel est notre plai-
sir. Donné à Paris le vingt neuviéme jour du
mois de Janvier, l'an de grace mil sept cens
vingt-trois, & de notre Regne le huitiéme.
Par le Roy en son Conseil.

DE S. HILAIRE.

*Il est ordonné par l'Edit du Roy du mois d'Aoust
1686. & Arrests de son Conseil, que les Livres dont
l'impression se permet par privilege de Sa Majesté, ne
pourront être vendus que par un Libraire ou Impri-
meur. Registré sur le Registre x^e de la Communauté
des Imprimeurs Libraires & de Paris, page 310. N°.
476. conformement aux Reglemens, & notamment
à l'Arrest du Conseil du 13. Aoust 1703. A Paris le
18. Mars 1723.*

Signé, B A L L A R D, Syndic.

De l'Imprimerie de P. A. LE MERCIER 1723.

1 et 2 p. 60 et 2.e p. la quatre p. 30

3 avis sur les experiences de M.r Wolhou[se]
p. 7.

4 reperdmens des differentes operations
de M.r Wolhouse Paris. 1711. 24.

5 Reponse de M. de S.t yves sur
les maladies des yeux 1622.
p. 22 et 1 feuillet

T. 3535.